Child's Name ______________________ Sex __________

Birthdate ______________________ Today's Date ______________________

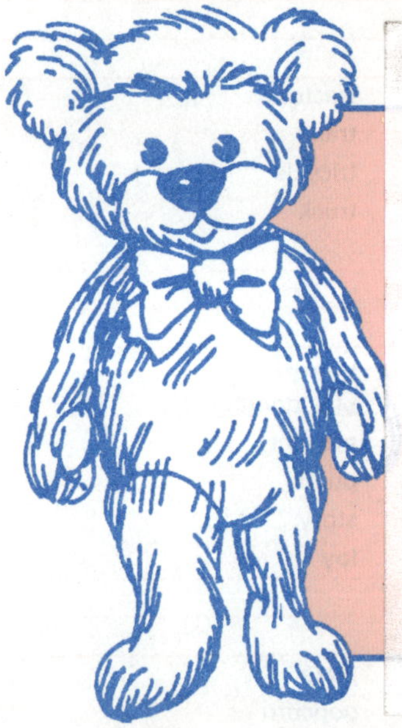



ISBN-13: 978-1-55766-889-9
ISBN-10: 1-55766-889-2
90000>
9 781557 668899

Proper Mark ● USE NO. 2 PENCIL ONLY Improper Marks ⊘ ⊗ ◒ ⊙

# PART I WORDS CHILDREN USE

## A. VOCABULARY CHECKLIST

**Children understand many more words than they say. We are particularly interested in the words your child SAYS. Please go through the list and mark the words you have heard your child use. If your child uses a different pronunciation of a word (for example, "raffe" instead of "giraffe" or "sketti" for "spaghetti"), mark the word anyway. Remember that this is a "catalogue" of all the words that are used by many different children. Don't worry if your child knows only a few of these right now.**

### 1. SOUND EFFECTS AND ANIMAL SOUNDS (12)

| | | |
|---|---|---|
| baa baa | meow | uh oh |
| choo choo | moo | vroom |
| cockadoodledoo | ouch | woof woof |
| grrr | quack quack | yum yum |

### 2. ANIMALS (Real or Toy) (43)

| | | |
|---|---|---|
| alligator | duck | penguin |
| animal | elephant | pig |
| ant | fish | pony |
| bear | frog | puppy |
| bee | giraffe | rooster |
| bird | goose | sheep |
| bug | hen | squirrel |
| bunny | horse | teddybear |
| butterfly | kitty | tiger |
| cat | lamb | turkey |
| chicken | lion | turtle |
| cow | monkey | wolf |
| deer | moose | zebra |
| dog | mouse | |
| donkey | owl | |

## 3. VEHICLES (Real or Toy) (14)

- airplane ○
- bicycle ○
- boat ○
- bus ○
- car ○
- firetruck ○
- helicopter ○
- motorcycle ○
- sled ○
- stroller ○
- tractor ○
- train ○
- tricycle ○
- truck ○

## 4. TOYS (18)

- ball ○
- balloon ○
- bat ○
- block ○
- book ○
- bubbles ○
- chalk ○
- crayon ○
- doll ○
- game ○
- glue ○
- pen ○
- pencil ○
- play dough ○
- present ○
- puzzle ○
- story ○
- toy ○

## 5. FOOD AND DRINK (68)

- apple ○
- applesauce ○
- banana ○
- beans ○
- bread ○
- butter ○
- cake ○
- candy ○
- carrots ○
- cereal ○
- cheerios ○
- cheese ○
- chicken ○
- chocolate ○
- coffee ○
- coke ○
- cookie ○
- corn ○
- cracker ○
- donut ○
- drink ○
- egg ○
- fish ○
- food ○
- french fries ○
- grapes ○
- green beans ○
- gum ○
- hamburger ○
- ice ○
- ice cream ○
- jello ○
- jelly ○
- juice ○
- lollipop ○
- meat ○
- melon ○
- milk ○
- muffin ○
- noodles ○
- nuts ○
- orange ○
- pancake ○
- peanut butter ○
- peas ○
- pickle ○
- pizza ○
- popcorn ○
- popsicle ○
- potato ○
- potato chip ○
- pretzel ○
- pudding ○
- pumpkin ○
- raisin ○
- salt ○
- sandwich ○
- sauce ○
- soda/pop ○
- soup ○
- spaghetti ○
- strawberry ○
- toast ○
- tuna ○
- vanilla ○
- vitamins ○
- water ○
- yogurt ○

## 6. CLOTHING (28)

- beads ○
- belt ○
- bib ○
- boots ○
- button ○
- coat ○
- diaper ○
- dress ○
- gloves ○
- hat ○
- jacket ○
- jeans ○
- mittens ○
- necklace ○
- pajamas ○
- pants ○
- scarf ○
- shirt ○
- shoe ○
- shorts ○
- slipper ○
- sneaker ○
- snowsuit ○
- sock ○
- sweater ○
- tights ○
- underpants ○
- zipper ○

## . BODY PARTS (27)

- ankle
- arm
- belly button
- buttocks/bottom *
- cheek
- chin
- ear
- eye
- face
- feet
- finger
- hair
- hand
- head
- knee
- leg
- lips
- mouth
- nose
- owie/boo boo
- penis *
- shoulder
- tooth
- toe
- tongue
- tummy
- vagina *

r word used in your family

## . SMALL HOUSEHOLD ITEMS (50)

- basket
- blanket
- bottle
- box
- bowl
- broom
- brush
- bucket
- camera
- can
- clock
- comb
- cup
- dish
- fork
- garbage
- glass
- glasses
- hammer
- jar
- keys
- knife
- lamp
- light
- medicine
- money
- mop
- nail
- napkin
- paper
- penny
- picture
- pillow
- plant
- plate
- purse
- radio
- scissors
- soap
- spoon
- tape
- telephone
- tissue/kleenex
- toothbrush
- towel
- trash
- tray
- vacuum
- walker
- watch

## . FURNITURE AND ROOMS (33)

- basement
- bathroom
- bathtub
- bed
- bedroom
- bench
- chair
- closet
- couch
- crib
- door
- drawer
- dryer
- garage
- high chair
- kitchen
- living room
- oven
- play pen
- porch
- potty
- refrigerator
- rocking chair
- room
- shower
- sink
- sofa
- stairs
- stove
- table
- TV
- washing machine
- window

## 0. OUTSIDE THINGS (31)

- backyard
- cloud
- flag
- flower
- garden
- grass
- hose
- ladder
- lawn mower
- moon
- pool
- rain
- rock
- roof
- sandbox
- shovel
- sidewalk
- sky
- slide
- snow
- snowman
- sprinkler
- star
- stick
- stone
- street
- sun
- swing
- tree
- water
- wind

## 5. DESCRIPTIVE WORDS (63)

| | | |
|---|---|---|
| allgone ○ | full ○ | orange ○ |
| asleep ○ | gentle ○ | poor ○ |
| awake ○ | good ○ | pretty ○ |
| bad ○ | green ○ | quiet ○ |
| better ○ | happy ○ | red ○ |
| big ○ | hard ○ | sad ○ |
| black ○ | heavy ○ | scared ○ |
| blue ○ | high ○ | sick ○ |
| broken ○ | hot ○ | sleepy ○ |
| brown ○ | hungry ○ | slow ○ |
| careful ○ | hurt ○ | soft ○ |
| clean ○ | last ○ | sticky ○ |
| cold ○ | little ○ | stuck ○ |
| cute ○ | long ○ | thirsty ○ |
| dark ○ | loud ○ | tiny ○ |
| dirty ○ | mad ○ | tired ○ |
| dry ○ | naughty ○ | wet ○ |
| empty ○ | new ○ | white ○ |
| fast ○ | nice ○ | windy ○ |
| fine ○ | noisy ○ | yellow ○ |
| first ○ | old ○ | yucky ○ |

## 6. WORDS ABOUT TIME (12)

| | | |
|---|---|---|
| after ○ | morning ○ | today ○ |
| before ○ | night ○ | tomorrow ○ |
| day ○ | now ○ | tonight ○ |
| later ○ | time ○ | yesterday ○ |

## 7. PRONOUNS (25)

| | | | |
|---|---|---|---|
| he ○ | me ○ | their ○ | we ○ |
| her ○ | mine ○ | them ○ | you ○ |
| hers ○ | my ○ | these ○ | your ○ |
| him ○ | myself ○ | they ○ | yourself ○ |
| his ○ | our ○ | this ○ | |
| I ○ | she ○ | those ○ | |
| it ○ | that ○ | us ○ | |

## 8. QUESTION WORDS (7)

| | | | |
|---|---|---|---|
| how ○ | when ○ | which ○ | why ○ |
| what ○ | where ○ | who ○ | |

## 9. PREPOSITIONS AND LOCATIONS (26)

| | | |
|---|---|---|
| about ○ | down ○ | on top of ○ |
| above ○ | for ○ | out ○ |
| around ○ | here ○ | over ○ |
| at ○ | inside/in ○ | there ○ |
| away ○ | into ○ | to ○ |
| back ○ | next to ○ | under ○ |
| behind ○ | of ○ | up ○ |
| beside ○ | off ○ | with ○ |
| by ○ | on ○ | |

## 10. QUANTIFIERS AND ARTICLES (17)

| | | |
|---|---|---|
| a ○ | each ○ | other ○ |
| all ○ | every ○ | same ○ |
| a lot ○ | more ○ | some ○ |
| an ○ | much ○ | the ○ |
| another ○ | not ○ | too ○ |
| any ○ | none ○ | |

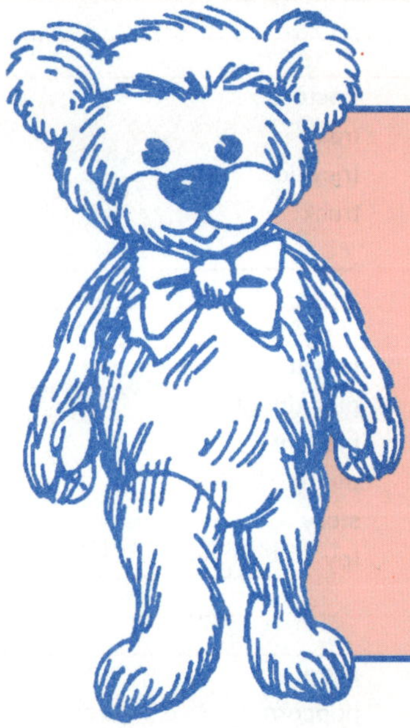

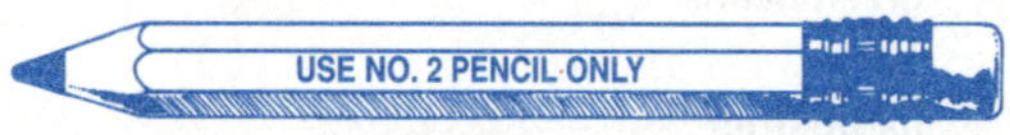


## 5. DESCRIPTIVE WORDS (63)

| | | |
|---|---|---|
| allgone | full | orange |
| asleep | gentle | poor |
| awake | good | pretty |
| bad | green | quiet |
| better | happy | red |
| big | hard | sad |
| black | heavy | scared |
| blue | high | sick |
| broken | hot | sleepy |
| brown | hungry | slow |
| careful | hurt | soft |
| clean | last | sticky |
| cold | little | stuck |
| cute | long | thirsty |
| dark | loud | tiny |
| dirty | mad | tired |
| dry | naughty | wet |
| empty | new | white |
| fast | nice | windy |
| fine | noisy | yellow |
| first | old | yucky |

## 6. WORDS ABOUT TIME (12)

| | | |
|---|---|---|
| after | morning | today |
| before | night | tomorrow |
| day | now | tonight |
| later | time | yesterday |

## 7. PRONOUNS (25)

| | | | |
|---|---|---|---|
| he | me | their | we |
| her | mine | them | you |
| hers | my | these | your |
| him | myself | they | yourself |
| his | our | this | |
| I | she | those | |
| it | that | us | |

## 8. QUESTION WORDS (7)

| | | | |
|---|---|---|---|
| how | when | which | why |
| what | where | who | |

## 9. PREPOSITIONS AND LOCATIONS (26)

| | | |
|---|---|---|
| about | down | on top of |
| above | for | out |
| around | here | over |
| at | inside/in | there |
| away | into | to |
| back | next to | under |
| behind | of | up |
| beside | off | with |
| by | on | |

## 10. QUANTIFIERS AND ARTICLES (17)

| | | |
|---|---|---|
| a | each | other |
| all | every | same |
| a lot | more | some |
| an | much | the |
| another | not | too |
| any | none | |

## 7. BODY PARTS (27)

| | | |
|---|---|---|
| ankle ○ | feet ○ | nose ○ |
| arm ○ | finger ○ | owie/boo boo ○ |
| belly button ○ | hair ○ | penis * ○ |
| buttocks/bottom * ○ | hand ○ | shoulder ○ |
| cheek ○ | head ○ | tooth ○ |
| chin ○ | knee ○ | toe ○ |
| ear ○ | leg ○ | tongue ○ |
| eye ○ | lips ○ | tummy ○ |
| face ○ | mouth ○ | vagina * ○ |

or word used in your family

## 8. SMALL HOUSEHOLD ITEMS (50)

| | | |
|---|---|---|
| basket ○ | glasses ○ | plate ○ |
| blanket ○ | hammer ○ | purse ○ |
| bottle ○ | jar ○ | radio ○ |
| box ○ | keys ○ | scissors ○ |
| bowl ○ | knife ○ | soap ○ |
| broom ○ | lamp ○ | spoon ○ |
| brush ○ | light ○ | tape ○ |
| bucket ○ | medicine ○ | telephone ○ |
| camera ○ | money ○ | tissue/kleenex ○ |
| can ○ | mop ○ | toothbrush ○ |
| clock ○ | nail ○ | towel ○ |
| comb ○ | napkin ○ | trash ○ |
| cup ○ | paper ○ | tray ○ |
| dish ○ | penny ○ | vacuum ○ |
| fork ○ | picture ○ | walker ○ |
| garbage ○ | pillow ○ | watch ○ |
| glass ○ | plant ○ | |

## 9. FURNITURE AND ROOMS (33)

| | | |
|---|---|---|
| basement ○ | drawer ○ | rocking chair ○ |
| bathroom ○ | dryer ○ | room ○ |
| bathtub ○ | garage ○ | shower ○ |
| bed ○ | high chair ○ | sink ○ |
| bedroom ○ | kitchen ○ | sofa ○ |
| bench ○ | living room ○ | stairs ○ |
| chair ○ | oven ○ | stove ○ |
| closet ○ | play pen ○ | table ○ |
| couch ○ | porch ○ | TV ○ |
| crib ○ | potty ○ | washing machine ○ |
| door ○ | refrigerator ○ | window ○ |

## 10. OUTSIDE THINGS (31)

| | | |
|---|---|---|
| backyard ○ | rain ○ | star ○ |
| cloud ○ | rock ○ | stick ○ |
| flag ○ | roof ○ | stone ○ |
| flower ○ | sandbox ○ | street ○ |
| garden ○ | shovel ○ | sun ○ |
| grass ○ | sidewalk ○ | swing ○ |
| hose ○ | sky ○ | tree ○ |
| ladder ○ | slide ○ | water ○ |
| lawn mower ○ | snow ○ | wind ○ |
| moon ○ | snowman ○ | |
| pool ○ | sprinkler ○ | |

## 11. PLACES TO GO (22)

| | | |
|---|---|---|
| beach ○ | home ○ | school ○ |
| camping ○ | house ○ | store ○ |
| church * ○ | movie ○ | woods ○ |
| circus ○ | outside ○ | work ○ |
| country ○ | park ○ | yard ○ |
| downtown ○ | party ○ | zoo ○ |
| farm ○ | picnic ○ | |
| gas station ○ | playground ○ | |

* or word used in your family

## 12. PEOPLE (29)

| | | |
|---|---|---|
| aunt ○ | doctor ○ | nurse ○ |
| baby ○ | fireman ○ | child's own name ○ |
| babysitter ○ | friend ○ | people ○ |
| babysitter's name ○ | girl ○ | person ○ |
| boy ○ | grandma * ○ | pet's name ○ |
| brother ○ | grandpa * ○ | police ○ |
| child ○ | lady ○ | sister ○ |
| clown ○ | mailman ○ | teacher ○ |
| cowboy ○ | man ○ | uncle ○ |
| daddy * ○ | mommy * ○ | |

* or word used in your family

## 13. GAMES AND ROUTINES (25)

| | | |
|---|---|---|
| bath ○ | hello ○ | shopping ○ |
| breakfast ○ | lunch ○ | snack ○ |
| bye ○ | nap ○ | so big! ○ |
| call (on phone) ○ | night night ○ | thank you ○ |
| dinner ○ | no ○ | this little piggy ○ |
| give me five! ○ | patty cake ○ | turn around ○ |
| gonna get you! ○ | peekaboo ○ | yes ○ |
| go potty ○ | please ○ | |
| hi ○ | shh/shush/hush ○ | |

## 14. ACTION WORDS (103)

| | | | | |
|---|---|---|---|---|
| bite ○ | drive ○ | hug ○ | read ○ | swim ○ |
| blow ○ | drop ○ | hurry ○ | ride ○ | swing ○ |
| break ○ | dry ○ | jump ○ | rip ○ | take ○ |
| bring ○ | dump ○ | kick ○ | run ○ | talk ○ |
| build ○ | eat ○ | kiss ○ | say ○ | taste ○ |
| bump ○ | fall ○ | knock ○ | see ○ | tear ○ |
| buy ○ | feed ○ | lick ○ | shake ○ | think ○ |
| carry ○ | find ○ | like ○ | share ○ | throw ○ |
| catch ○ | finish ○ | listen ○ | show ○ | tickle ○ |
| chase ○ | fit ○ | look ○ | sing ○ | touch ○ |
| clap ○ | fix ○ | love ○ | sit ○ | wait ○ |
| clean ○ | get ○ | make ○ | skate ○ | wake ○ |
| climb ○ | give ○ | open ○ | sleep ○ | walk ○ |
| close ○ | go ○ | paint ○ | slide ○ | wash ○ |
| cook ○ | hate ○ | pick ○ | smile ○ | watch ○ |
| cover ○ | have ○ | play ○ | spill ○ | wipe ○ |
| cry ○ | hear ○ | pour ○ | splash ○ | wish ○ |
| cut ○ | help ○ | pretend ○ | stand ○ | work ○ |
| dance ○ | hide ○ | pull ○ | stay ○ | write ○ |
| draw ○ | hit ○ | push ○ | stop ○ | |
| drink ○ | hold ○ | put ○ | sweep ○ | |

Child's Name ______________________ Sex __________

Birthdate ______________________ Today's Date ______________________

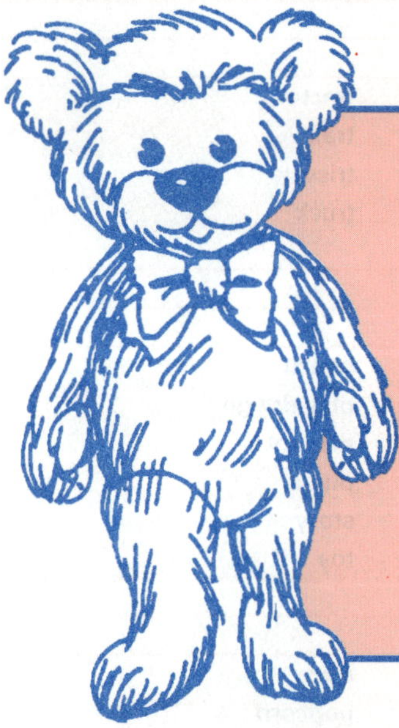

# MacArthur-Bates CDI
# Words and Sentences


Distributed by Paul H. Brookes Publishing Co.
1-800-638-3775; 410-337-9580
www.brookespublishing.com

Proper Mark ● USE NO. 2 PENCIL ONLY Improper Marks ⊘ ⊗ ◒ ⊙

## PART I WORDS CHILDREN USE

### A. VOCABULARY CHECKLIST

**Children understand many more words than they say. We are particularly interested in the words your child SAYS. Please go through the list and mark the words you have heard your child use. If your child uses a different pronunciation of a word (for example, "raffe" instead of "giraffe" or "sketti" for "spaghetti"), mark the word anyway. Remember that this is a "catalogue" of all the words that are used by many different children. Don't worry if your child knows only a few of these right now.**

### 1. SOUND EFFECTS AND ANIMAL SOUNDS (12)

| | | |
|---|---|---|
| baa baa ○ | meow ○ | uh oh ○ |
| choo choo ○ | moo ○ | vroom ○ |
| cockadoodledoo ○ | ouch ○ | woof woof ○ |
| grrr ○ | quack quack ○ | yum yum ○ |

### 2. ANIMALS (Real or Toy) (43)

| | | |
|---|---|---|
| alligator ○ | duck ○ | penguin ○ |
| animal ○ | elephant ○ | pig ○ |
| ant ○ | fish ○ | pony ○ |
| bear ○ | frog ○ | puppy ○ |
| bee ○ | giraffe ○ | rooster ○ |
| bird ○ | goose ○ | sheep ○ |
| bug ○ | hen ○ | squirrel ○ |
| bunny ○ | horse ○ | teddybear ○ |
| butterfly ○ | kitty ○ | tiger ○ |
| cat ○ | lamb ○ | turkey ○ |
| chicken ○ | lion ○ | turtle ○ |
| cow ○ | monkey ○ | wolf ○ |
| deer ○ | moose ○ | zebra ○ |
| dog ○ | mouse ○ | |
| donkey ○ | owl ○ | |

## 3. VEHICLES (Real or Toy) (14)

| | | |
|---|---|---|
| airplane ○ | firetruck ○ | tractor ○ |
| bicycle ○ | helicopter ○ | train ○ |
| boat ○ | motorcycle ○ | tricycle ○ |
| bus ○ | sled ○ | truck ○ |
| car ○ | stroller ○ | |

## 4. TOYS (18)

| | | |
|---|---|---|
| ball ○ | chalk ○ | pencil ○ |
| balloon ○ | crayon ○ | play dough ○ |
| bat ○ | doll ○ | present ○ |
| block ○ | game ○ | puzzle ○ |
| book ○ | glue ○ | story ○ |
| bubbles ○ | pen ○ | toy ○ |

## 5. FOOD AND DRINK (68)

| | | |
|---|---|---|
| apple ○ | food ○ | pizza ○ |
| applesauce ○ | french fries ○ | popcorn ○ |
| banana ○ | grapes ○ | popsicle ○ |
| beans ○ | green beans ○ | potato ○ |
| bread ○ | gum ○ | potato chip ○ |
| butter ○ | hamburger ○ | pretzel ○ |
| cake ○ | ice ○ | pudding ○ |
| candy ○ | ice cream ○ | pumpkin ○ |
| carrots ○ | jello ○ | raisin ○ |
| cereal ○ | jelly ○ | salt ○ |
| cheerios ○ | juice ○ | sandwich ○ |
| cheese ○ | lollipop ○ | sauce ○ |
| chicken ○ | meat ○ | soda/pop ○ |
| chocolate ○ | melon ○ | soup ○ |
| coffee ○ | milk ○ | spaghetti ○ |
| coke ○ | muffin ○ | strawberry ○ |
| cookie ○ | noodles ○ | toast ○ |
| corn ○ | nuts ○ | tuna ○ |
| cracker ○ | orange ○ | vanilla ○ |
| donut ○ | pancake ○ | vitamins ○ |
| drink ○ | peanut butter ○ | water ○ |
| egg ○ | peas ○ | yogurt ○ |
| fish ○ | pickle ○ | |

## 6. CLOTHING (28)

| | | |
|---|---|---|
| beads ○ | jacket ○ | slipper ○ |
| belt ○ | jeans ○ | sneaker ○ |
| bib ○ | mittens ○ | snowsuit ○ |
| boots ○ | necklace ○ | sock ○ |
| button ○ | pajamas ○ | sweater ○ |
| coat ○ | pants ○ | tights ○ |
| diaper ○ | scarf ○ | underpants ○ |
| dress ○ | shirt ○ | zipper ○ |
| gloves ○ | shoe ○ | |
| hat ○ | shorts ○ | |

## 7. BODY PARTS (27)

| | | |
|---|---|---|
| ankle | feet | nose |
| arm | finger | owie/boo boo |
| belly button | hair | penis * |
| buttocks/bottom * | hand | shoulder |
| cheek | head | tooth |
| chin | knee | toe |
| ear | leg | tongue |
| eye | lips | tummy |
| face | mouth | vagina * |

* or word used in your family

## 8. SMALL HOUSEHOLD ITEMS (50)

| | | |
|---|---|---|
| basket | glasses | plate |
| blanket | hammer | purse |
| bottle | jar | radio |
| box | keys | scissors |
| bowl | knife | soap |
| broom | lamp | spoon |
| brush | light | tape |
| bucket | medicine | telephone |
| camera | money | tissue/kleenex |
| can | mop | toothbrush |
| clock | nail | towel |
| comb | napkin | trash |
| cup | paper | tray |
| dish | penny | vacuum |
| fork | picture | walker |
| garbage | pillow | watch |
| glass | plant | |

## 9. FURNITURE AND ROOMS (33)

| | | |
|---|---|---|
| basement | drawer | rocking chair |
| bathroom | dryer | room |
| bathtub | garage | shower |
| bed | high chair | sink |
| bedroom | kitchen | sofa |
| bench | living room | stairs |
| chair | oven | stove |
| closet | play pen | table |
| couch | porch | TV |
| crib | potty | washing machine |
| door | refrigerator | window |

## 10. OUTSIDE THINGS (31)

| | | |
|---|---|---|
| backyard | rain | star |
| cloud | rock | stick |
| flag | roof | stone |
| flower | sandbox | street |
| garden | shovel | sun |
| grass | sidewalk | swing |
| hose | sky | tree |
| ladder | slide | water |
| lawn mower | snow | wind |
| moon | snowman | |
| pool | sprinkler | |

## 11. PLACES TO GO (22)

| | | |
|---|---|---|
| beach | home | school |
| camping | house | store |
| church * | movie | woods |
| circus | outside | work |
| country | park | yard |
| downtown | party | zoo |
| farm | picnic | |
| gas station | playground | |

* or word used in your family

## 12. PEOPLE (29)

| | | |
|---|---|---|
| aunt | doctor | nurse |
| baby | fireman | child's own name |
| babysitter | friend | people |
| babysitter's name | girl | person |
| boy | grandma * | pet's name |
| brother | grandpa * | police |
| child | lady | sister |
| clown | mailman | teacher |
| cowboy | man | uncle |
| daddy * | mommy * | |

* or word used in your family

## 13. GAMES AND ROUTINES (25)

| | | |
|---|---|---|
| bath | hello | shopping |
| breakfast | lunch | snack |
| bye | nap | so big! |
| call (on phone) | night night | thank you |
| dinner | no | this little piggy |
| give me five! | patty cake | turn around |
| gonna get you! | peekaboo | yes |
| go potty | please | |
| hi | shh/shush/hush | |

## 14. ACTION WORDS (103)

| | | | | |
|---|---|---|---|---|
| bite | drive | hug | read | swim |
| blow | drop | hurry | ride | swing |
| break | dry | jump | rip | take |
| bring | dump | kick | run | talk |
| build | eat | kiss | say | taste |
| bump | fall | knock | see | tear |
| buy | feed | lick | shake | think |
| carry | find | like | share | throw |
| catch | finish | listen | show | tickle |
| chase | fit | look | sing | touch |
| clap | fix | love | sit | wait |
| clean | get | make | skate | wake |
| climb | give | open | sleep | walk |
| close | go | paint | slide | wash |
| cook | hate | pick | smile | watch |
| cover | have | play | spill | wipe |
| cry | hear | pour | splash | wish |
| cut | help | pretend | stand | work |
| dance | hide | pull | stay | write |
| draw | hit | push | stop | |
| drink | hold | put | sweep | |

## 15. DESCRIPTIVE WORDS (63)

| | | |
|---|---|---|
| allgone | full | orange |
| asleep | gentle | poor |
| awake | good | pretty |
| bad | green | quiet |
| better | happy | red |
| big | hard | sad |
| black | heavy | scared |
| blue | high | sick |
| broken | hot | sleepy |
| brown | hungry | slow |
| careful | hurt | soft |
| clean | last | sticky |
| cold | little | stuck |
| cute | long | thirsty |
| dark | loud | tiny |
| dirty | mad | tired |
| dry | naughty | wet |
| empty | new | white |
| fast | nice | windy |
| fine | noisy | yellow |
| first | old | yucky |

## 16. WORDS ABOUT TIME (12)

| | | |
|---|---|---|
| after | morning | today |
| before | night | tomorrow |
| day | now | tonight |
| later | time | yesterday |

## 17. PRONOUNS (25)

| | | | |
|---|---|---|---|
| he | me | their | we |
| her | mine | them | you |
| hers | my | these | your |
| him | myself | they | yourself |
| his | our | this | |
| I | she | those | |
| it | that | us | |

## 18. QUESTION WORDS (7)

| | | | |
|---|---|---|---|
| how | when | which | why |
| what | where | who | |

## 19. PREPOSITIONS AND LOCATIONS (26)

| | | |
|---|---|---|
| about | down | on top of |
| above | for | out |
| around | here | over |
| at | inside/in | there |
| away | into | to |
| back | next to | under |
| behind | of | up |
| beside | off | with |
| by | on | |

## 20. QUANTIFIERS AND ARTICLES (17)

| | | |
|---|---|---|
| a | each | other |
| all | every | same |
| a lot | more | some |
| an | much | the |
| another | not | too |
| any | none | |

## 21. HELPING VERBS (21)

| | | | | | |
|---|---|---|---|---|---|
| am | ○ | does | ○ | need/need to | ○ |
| are | ○ | don't | ○ | try/try to | ○ |
| be | ○ | gonna/going to | ○ | wanna/want to | ○ |
| can | ○ | gotta/got to | ○ | was | ○ |
| could | ○ | hafta/have to | ○ | were | ○ |
| did/did ya | ○ | is | ○ | will | ○ |
| do | ○ | lemme/let me | ○ | would | ○ |

## 22. CONNECTING WORDS (6)

| | | | | | |
|---|---|---|---|---|---|
| and | ○ | but | ○ | so | ○ |
| because | ○ | if | ○ | then | ○ |

## B. HOW CHILDREN USE WORDS

| | Not Yet | Sometimes | Often |
|---|---|---|---|
| 1. Does your child ever talk about past events or people who are not present? For example, a child who saw a parade last week might later say parade, clown, or band. | ○ | ○ | ○ |
| 2. Does your child ever talk about something that's going to happen in the future, for example, saying "choo choo" or "airplane" before you leave the house for a trip, or saying "swing" when you are going to the park? | ○ | ○ | ○ |
| 3. Does your child talk about objects that are not present such as asking about a missing or absent toy, referring to a pet out of view, or asking about someone not present? | ○ | ○ | ○ |
| 4. Does your child understand if you ask for something that is not in the room, for example, by going to the bedroom to get a teddy bear when you say "where's the bear?" | ○ | ○ | ○ |
| 5. Does your child ever pick up or point to an object and name an absent person to whom the object belongs? For example, a child might point to mommy's shoe and say "mommy". | ○ | ○ | ○ |

# PART II SENTENCES AND GRAMMAR

## A. WORD ENDINGS/PART 1

| | Not Yet | Sometimes | Often |
|---|---|---|---|
| 1. To talk about more than one thing, we add an "s" to many words. Examples include cars (for more than one car), shoes, dogs, and keys. Has your child begun to do this? | ○ | ○ | ○ |
| 2. To talk about ownership, we add an "'s", for example, Daddy's key, kitty's dish, and baby's bottle. Has your child begun to do this? | ○ | ○ | ○ |
| 3. To talk about activities, we sometimes add "ing" to verbs. Examples include looking, running, and crying. Has your child begun to do this? | ○ | ○ | ○ |
| 4. To talk about things that happened in the past, we often add "ed" to the verb. Examples include kissed, opened, and pushed. Has your child begun to do this? | ○ | ○ | ○ |

## B. WORD FORMS

Following are some other words children learn. Please mark any of these words that your child uses.

### NOUNS

| | | | | | |
|---|---|---|---|---|---|
| children | ○ | men | ○ | teeth | ○ |
| feet | ○ | mice | ○ | | |

### VERBS

| | | | | | |
|---|---|---|---|---|---|
| ate | ○ | fell | ○ | made | ○ |
| blew | ○ | flew | ○ | ran | ○ |
| bought | ○ | got | ○ | sat | ○ |
| broke | ○ | had | ○ | saw | ○ |
| came | ○ | heard | ○ | took | ○ |
| drank | ○ | held | ○ | went | ○ |
| drove | ○ | lost | ○ | | |

## C. WORD ENDINGS/PART 2

**Young children often place the wrong endings on words. For example, a child might say "Auntie goed home." Mistakes like this are often a sign of progress in language. In the following lists, please mark all the mistakes of this kind you have heard your child say recently.**

### NOUNS

| | | | | | |
|---|---|---|---|---|---|
| blockses | ○ | mans | ○ | sockses | ○ |
| childrens | ○ | mens | ○ | teeths | ○ |
| childs | ○ | mices | ○ | toeses | ○ |
| feets | ○ | mouses | ○ | tooths | ○ |
| foots | ○ | shoeses | ○ | | |

### VERBS

| | | | | | | | |
|---|---|---|---|---|---|---|---|
| ated | ○ | comed | ○ | goed | ○ | ranned | ○ |
| blewed | ○ | doed | ○ | gotted | ○ | runned | ○ |
| blowed | ○ | dranked | ○ | haved | ○ | seed | ○ |
| bringed | ○ | drinked | ○ | heared | ○ | satted | ○ |
| buyed | ○ | eated | ○ | holded | ○ | sitted | ○ |
| breaked | ○ | falled | ○ | losed | ○ | taked | ○ |
| broked | ○ | flied | ○ | losted | ○ | wented | ○ |
| camed | ○ | getted | ○ | maked | ○ | | |

**HAS YOUR CHILD BEGUN TO COMBINE WORDS YET, SUCH AS "NOTHER CRACKER", OR "DOGGIE BITE?"**

○ Not Yet ○ Sometimes ○ Often

**IF YOU ANSWERED NOT YET, PLEASE STOP HERE. IF YOU ANSWERED SOMETIMES OR OFTEN, PLEASE CONTINUE.**

## D. EXAMPLES: Please list three of the longest sentences you have heard your child say recently.

1. ______________________________

2. ______________________________

3. ______________________________

## E. COMPLEXITY

**In each of the following pairs, please mark the one that sounds MOST like the way your child talks right now. If your child is saying sentences even longer or more complicated than the two provided, just pick the second one.**

1. Two shoe. ○
   Two shoes. ○

2. Two foot. ○
   Two feet. ○

3. Daddy car. ○
   Daddy's car. ○

4. (Talking about something happening right now)
   Kitty sleep. ○
   Kitty sleeping. ○

5. (Talking about something happening right now)
   I make tower. ○
   I making tower. ○

6. (Talking about something that already happened)
   I fall down. ○
   I fell down. ○

7. More cookie! ○
   More cookies! ○

8. These my tooth. ○
   These my teeth. ○

9. Baby blanket. ○
   Baby's blanket. ○

10. (Talking about something that already happened)
    Doggie kiss me. ○
    Doggie kissed me. ○

11. (Talking about something that already happened)
    Daddy pick me up. ○
    Daddy picked me up. ○

12. (Talking about something that already happened)
    Kitty go away. ○
    Kitty went away. ○

13. Doggie table. ○
    Doggie on table. ○

14. That my truck. ○
    That's my truck. ○

## E. COMPLEXITY (Continued)

| | | |
|---|---|---|
| 15. Baby crying. ○<br>Baby is crying. ○ | 23. Coffee hot. ○<br>That coffee hot. ○ | 31. Baby want eat. ○<br>Baby want to eat. ○ |
| 16. You fix it? ○<br>Can you fix it? ○ | 24. I no do it. ○<br>I can't do it. ○ | 32. Lookit me! ○<br>Lookit me dancing! ○ |
| 17. Read me story, Mommy. ○<br>Read me a story, Mommy. ○ | 25. I like read stories. ○<br>I like to read stories. ○ | 33. Lookit! ○<br>Lookit what I got! ○ |
| 18. No wash dolly. ○<br>Don't wash dolly. ○ | 26. Don't read book. ○<br>Don't want you read that book. ○ | 34. Where's my dolly? ○<br>Where's my dolly name Sam? ○ |
| 19. Want more juice. ○<br>Want juice in there. ○ | 27. Turn on light. ○<br>Turn on the light so I can see. ○ | 35. We made this. ○<br>Me and Paul made this. ○ |
| 20. There a kitty. ○<br>There's a kitty. ○ | 28. I want that. ○<br>I want that one you got. ○ | 36. I sing song. ○<br>I sing song for you. ○ |
| 21. Go bye-bye. ○<br>Wanna go bye-bye. ○ | 29. Want cookies. ○<br>Want cookies and milk. ○ | 37. Baby crying. ○<br>Baby crying cuz she's sad. ○ |
| 22. Where mommy go? ○<br>Where did mommy go? ○ | 30. Cookie mommy. ○<br>Cookie for mommy. ○ | |

## OTHER COMMENTS:

I0291423

PLEASE DO NOT WRITE IN THIS SHADED AREA